BEI GRIN MACHT SICH IHR WISSEN BEZAHLT

- Wir veröffentlichen Ihre Hausarbeit, Bachelor- und Masterarbeit

- Ihr eigenes eBook und Buch - weltweit in allen wichtigen Shops

- Verdienen Sie an jedem Verkauf

Jetzt bei www.GRIN.com hochladen und kostenlos publizieren

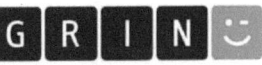

Bibliografische Information der Deutschen Nationalbibliothek:

Die Deutsche Bibliothek verzeichnet diese Publikation in der Deutschen National-
bibliografie; detaillierte bibliografische Daten sind im Internet über http://dnb.d-
nb.de/ abrufbar.

Impressum:

Copyright © 2018 GRIN Verlag
Druck und Bindung: Books on Demand GmbH, Norderstedt Germany
ISBN: 9783346073969

Dieses Buch bei GRIN:

https://www.grin.com/document/509724

Rubi Mauer

Keuchhusten. Einfluss der Wohnlage auf die Inanspruchnahme der Impfung

GRIN Verlag

GRIN - Your knowledge has value

Der GRIN Verlag publiziert seit 1998 wissenschaftliche Arbeiten von Studenten, Hochschullehrern und anderen Akademikern als eBook und gedrucktes Buch. Die Verlagswebsite www.grin.com ist die ideale Plattform zur Veröffentlichung von Hausarbeiten, Abschlussarbeiten, wissenschaftlichen Aufsätzen, Dissertationen und Fachbüchern.

Technische Universität Chemnitz

Fakultät für Human- und Sozialwissenschaften

Institut für Soziologie

Fortgeschrittene Forschungsmethoden

1. Semester

Keuchhusten:

Wohnortunterschiede bei der Inanspruchnahme der Keuchhustenimpfung

MA Public Health

Abgabetermin: 28.02.2018

Inhaltsverzeichnis

Abstract

Einleitung:

Keuchhusten ist eine der bedeutendsten Erkrankungen der Atemwege in Deutschland. Die Krankheitslast nahm in den letzten Jahren zu. Dabei zeigen sich Wohnortunterschiede hinsichtlich der Durchimpfungsquoten. Während unter diesem Aspekt ein Unterschied zwischen den neuen und den alten Bundesländern länger bekannt ist, gibt es bisher keine Auseinandersetzung mit möglichen Unterschieden zwischen städtischen und ländlichen Wohnorten.

Methodik:

Die Literaturrecherche umfasst Bücher, Artikel, Zeitschriften und gesundheitsspezifische Internetportale des Zeitraums 2000 bis 2017. Eine deskriptive Darstellung schafft einen tabellarischen Überblick über absolute Zahlen hinsichtlich der unabhängigen Variablen und der Inanspruchnahme der Keuchhustenimpfung. Mithilfe der Statistiksoftware Stata werden im Rahmen der Forschungsfrage ausgewählte Variablen des Datensatzes ausgewertet. Bivariate Tests zeigen erste signifikante Zusammenhänge der unabhängigen Variablen mit dem Keuchhusten-Impfstatus. Die binär logistische Regression kontrolliert für die unabhängigen Variablen und gibt die bedingte Wahrscheinlichkeit für eine jemals in Anspruch genommene Impfung gegen Keuchhusten an.

Ergebnisse:

Die Analyse zeigt, dass regionale Aspekte das Keuchhustenimpfverhalten beeinflussen, wobei Personen aus den neuen Bundesländern eine signifikant 2,35mal höhere Chance aufweisen, gegen Keuchhusten geimpft zu sein, als Personen aus den alten Bundesländern. Bezüglich der Wohnregion zeigte sich, dass Personen mit einem Wohnsitz in ländlichen Regionen eine 1,18mal so hohe Chance haben, eine Keuchhustenimpfung erhalten zu haben – hier muss jedoch der Signifikanzwert $p=0,051$ kritisch betrachtet werden. Diverse Einschränkungen der Analyse, welche die Ergebnisse möglicherweise verzerren, müssen dabei jedoch bedacht werden.

Diskussion:

Die Ergebnisse bestätigen die Annahme, dass sich Menschen in ihrem Keuchhusten-Impfverhalten aufgrund ihrer Wohnregion unterscheiden. Es ist weiterer Forschungsbedarf hinsichtlich des Einflusses der Impfpflicht in der DDR auf das heutige Impfverhalten der neuen Bundesländer notwendig, um Unterschiede der heutigen Impfquoten bei Keuchhusten und anderen Infektionskrankheiten zu ermitteln, die durch Impfungen eingedämmt werden können. Der Effekt des *Cocooning* muss durch Mediziner und Mikrobiologen kritisch beforscht werden, da sich Erreger wandeln, unterschiedlich verhalten und Impfstoffe eventuell eine Anpassung erfahren müssen.

Schlüsselwörter: Keuchhusten, Pertussis, Whooping Cough, Impfquoten, Meldepflichtige Erkrankungen, Versorgungsunterschiede, Impfverhalten, Regionale Unterschiede

TABELLENVERZEICHNIS

1 Einleitung

1.1 Problemstellung

Keuchhusten (lat. pertussis) ist weltweit eine der bedeutendsten Erkrankungen der Atemwege. Auch in Deutschland nimmt die Prävalenz von Keuchhusten zu (GBE-Bund, 2018). Medien berichten zunehmend über Keuchhusten, wie eine Analyse mit dem Programm „GoogleTrends" und dem Begriff Keuchhusten zeigt. So informierte etwa das ZDF am 18.01.2018 auf seiner Nachrichtenseite über eine „Zunahme der Keuchhusten-Fälle" (Füßler, 2018).

Dass sich die Fälle von Zeit zu Zeit häufen, ist allerdings bekannt, da die Erkrankung in Wellen auftritt. Jedoch steigt die Erkrankungslast während dieser Erkrankungswellen in den letzten Jahren an (RKI, 2014).

Nach derzeitigem wissenschaftlichen Stand ist eine vollständige Eradikation der Keuchhusten-Erreger nicht möglich. Daher wird bei der Prävention und dem Schutz besonders vulnerabler Gruppen auf den Effekt der sogenannten Herdenimmunität gesetzt.

Die Impfquoten in Deutschland sind zwar für die Gruppe der Säuglinge und Kinder hoch (Berner et al., 2013, S. 436f.). Bei Erwachsenen ist die Quote der immunisierten Personen jedoch gering. Zudem gibt es starke Unterschiede zwischen Menschen, die in den alten Bundesländern wohnhaft sind, und solchen, die in den neuen Bundesländern wohnen (Bödeker et al., 2015). Diese Unterschiede werden häufig mit der Impfpflicht begründet, die für Keuchhusten auf dem Gebiet der heutigen neuen Bundesländer in der DDR bestand (RKI, 2017b). Dabei bleibt jedoch offen, warum auch 30 Jahre nach der Wiedervereinigung ein konstanter, signifikanter Unterschied besteht.

Auch die Frage, ob andere regionale Faktoren wie die Wohnlage einen Einfluss auf die Impfwahrscheinlichkeit haben, ist bislang unterbelichtet.

1.2 Zielsetzung

Das Ziel der vorliegenden Arbeit ist – neben einer Überprüfung der bekannten Unterschiede der Impfquoten zwischen den neuen und den alten Bundesländern – zu untersuchen, ob sich auch hinsichtlich der Wohnlage Unterschiede zeigen. Dabei sollen hinsichtlich der Inanspruchnahme von Keuchhusten-Impfungen eher ländliche Wohngebiete mit eher städtischen Wohngebieten verglichen werden. Auch die Identifikation möglicher Gründe für regionale Unterschiede im Keuchhusten-Impfverhalten steht im Fokus der vorliegenden Arbeit.

1.3 Aufbau der Arbeit

Die Arbeit beginnt mit einem theoretischen Überblick über das Krankheitsbild Keuchhusten. Dabei werden neben epidemiologischen Kennzahlen, ätiologischen Faktoren und Symptomen auch die Möglichkeiten der Diagnostik, Therapie sowie Prophylaxe beleuchtet. Im Anschluss wird auf Impfquoten in Deutschland eingegangen und erläutert, weshalb Impfungen für die Bekämpfung von

Keuchhusten von großer Bedeutung sind. Weiterhin werden regionale Unterschiede in den Durchimpfungsquoten besprochen und daran anknüpfend die Zielsetzung der vorliegenden Arbeit begründet.

Im folgenden empirischen Teil der Arbeit wird im dritten Kapitel die Methodik des Forschungsvorhabens dargestellt. In Kapitel vier werden dann die Ergebnisse dargelegt, bevor in Kapitel fünf die Diskussion der Ergebnisse, der Stichprobe und der Methoden verortet sein wird.

Ein abschließendes Fazit wird Notwendigkeiten der weiteren Forschung erörtern.

2 Theoretischer Hintergrund

2.1 Keuchhusten

Keuchhusten ist eine Infektionskrankheit des Respirationstraktes und zählt zu den häufigsten Erkrankungen der Atemwege weltweit. Die Erkrankung verläuft akut und ist durch einen anfallsartigen Husten charakterisiert, der mit einem keuchenden Einatmen verbunden ist. Vulnerable Gruppen sind insbesondere ungeimpfte Säuglinge (Dröber et al., 2004, S.823). Im folgenden Kapitel wird die Erkrankung Keuchhusten knapp beschrieben, um einen Einblick in das Krankheitsbild zu geben.

2.1.1 Epidemiologie

Keuchhusten gehört zu den wichtigsten meldepflichtigen Erkrankungen in Deutschland. Im Jahr 2016 erkrankten 13.809 Personen an Keuchhusten. Diese Zahl markiert, seit Einführung der gesamtdeutschen Meldepflicht am 29.03.2013 nach §6 und §7 des Impfschutzgesetzes, einen Höchststand. Für das Jahr 2016 stehen derzeit nur absolute Erkrankungszahlen zur Verfügung. Im Jahr 2014 betrug die Inzidenz 15,2 Erkrankte pro 100.000 Einwohner. Dabei sind junge Altersgruppen besonders betroffen. Von den unter 15-jährigen erkrankten 28,5 pro 100.000 und von den unter 1-jährigen 37,7 pro 100.000 Einwohner. Die Letalität von Pertussis ist sehr gering, jedoch können Säuglinge ohne Impfschutz daran versterben.

Während im Jahr 2011 zwei Säuglinge an Keuchhusten verstarben, waren es 2016 drei (GBE-Bund, 2018). Auch in Regionen mit hohen Impfquoten tritt Keuchhusten periodisch alle 3-5 Jahre vermehrt auf (Berner et al., 2013, S. 434f.)

2.1.2 Ätiologie

Keuchhusten wird über den Erreger *Bordetella pertussis* übertragen, der nur im Menschen ein Reservoir bilden kann. Dabei handelt es sich um ein gramnegatives, unbewegliches, bekapseltes, sowie aerobes Stäbchen. Diese Stäbchen bilden Toxine und Virulenzfaktoren, die eine lokale Zerstörung der Atemwegsschleimhaut bewirken. Zudem kann der Erreger die lokalen Abwehrkräfte schwächen und Gewebe schädigen. Die Infektion erfolgt über Tröpfchen, die durch Husten, Niesen oder Sprechen zwischen Personen in einer Entfernung bis zu einem Meter ausgetauscht werden. Die Inkubationszeit beträgt durchschnittlich 9 bis 10 Tage bei einer Spanne von 6 bis 20 Tagen (Berner et al., 2013, S. 434f.).

2.1.3 Symptomatik

Keuchhusten verläuft bei nicht geimpften Personen in drei typischen Phasen, die in Tabelle 1 dargestellt sind.

Tabelle 1: Phasen der Keuchhusten-Erkrankung bei nicht geimpften Personen nach Berner et al. (2013)

Phase	Dauer	Symptomatik
Stadium catarrhale	1-2 Wochen	Schnupfen, leichter Husten, kein oder nur mäßiges Fieber
Stadium convulsivum	4-6 Wochen	Anfallsweise auftretende Hustenanfälle (Stakkatohusten), typisches Keuchen oder Juchzen am Ende des Anfalls, häufig Würgen von zähem Schleim mit anschließendem Erbrechen
Stadium decrementi	6-10 Wochen	Allmähliches Abklingen der Hustenanfälle

Erwachsene, Jugendliche oder geimpfte Kinder erleben Keuchhusten häufig lediglich als langwierigen Husten. Komplikationen können vor allem bei Säuglingen auftreten, weshalb Krankenhausbehandlungen und letale Ausgänge von Keuchhusten in der Regel nicht geimpfte Säuglinge unter 6 Monaten betreffen. Bei älteren Menschen und Säuglingen sind zudem Pneumonien die häufigste Komplikation (Berner et al., 2013, S. 334).

2.1.4 Diagnostik und Therapie

Aufgrund der häufig unspezifischen Symptomatik von Keuchhusten ist eine Labordiagnostik zur Identifikation der Erkrankung angezeigt. Dabei ist die Art der Labordiagnostik abhängig vom Krankheitsstadium. Auch bei vorliegender klassischer Symptomatik von Keuchhusten sollte eine Differenzialdiagnostik zum Ausschluss anderer infektiöser Auslöser stattfinden.

Bei einer diagnostizierten Keuchhusten-Erkrankung kommt, in Abhängigkeit vom Alter der erkrankten Person, eine antibiotische Therapie zum Einsatz. Diese nimmt auf Dauer und Intensität der Erkrankung vor allem dann Einfluss, wenn sie frühzeitig verabreicht wird. Ein weiteres Ziel der antibiotischen Therapie ist die Durchbrechung der Infektionsketten (Milde-Busch, 2017). Auf eine genauere Beschreibung der notwendigen Diagnostik und Therapie wird an dieser Stelle verzichtet, da sie den Rahmen der vorliegenden Arbeit übersteigen würde.

2.1.5 Prophylaxe

Nach derzeitigem Forschungsstand ist die vollständige Eliminierung von Bordetella pertussis nicht möglich, da die Immunität durch eine natürliche Erkrankung oder eine Impfung von begrenzter Dauer ist. Nach der Grundimmunisierung, sowie nach Auffrischimpfungen lässt die Schutzwirkung nach etwa 5 Jahren langsam nach. Es ist daher möglich, sich im Lebensverlauf auch mehrmals mit dem Erreger zu infizieren. Während früher auch passive Immunisierungen durchgeführt wurden, deren Wirksamkeit aber nicht belegt werden konnte, wird seit Mitte der 1990er Jahre eine aktive Immunisierung durchgeführt. Die Impfstrategie in Deutschland besteht derzeit aus einer frühzeitigen Grundimmunisierung, sowie regelmäßigen Auffrischimpfungen im Lebensverlauf. Dabei zielen die Auffrischimpfungen auch auf den Effekt der Herdenimmunität ab, um nicht geimpfte vulnerable Personengruppen zu schützen. Auch für Personal im Gesundheitswesen und Personal in Gemeinschaftseinrichtungen ist eine Pertussis-Impfung empfohlen. Ferner sollen ungeimpfte Säuglinge durch die sogenannte Cocooning-Strategie geschützt werden. Diese ist gekennzeichnet durch die Immunisierung von Kontaktpersonen der Säuglinge (Berner et al., 2013, S. 436f.). Adis Medical Writers berichten in einem aktuellen Artikel in Drugs & Therapy Perspectives (2018) über die gute Wirksamkeit von mütterlicher Immunisierung im Vergleich zu neonataler Impfung und dem indirekten Schutz durch Herdenimmunität.

2.2 Impfquoten in Deutschland

Aufgrund ihrer Kosteneffizienz zählen Schutzimpfungen nach derzeitigem wissenschaftlichen

Stand der Medizin zu den wichtigsten präventiven Maßnahmen. Dennoch gibt es in Deutschland keine Pflichtimpfungen. Impfempfehlungen werden von der ständigen Impfkommission am Robert Koch-Institut ausgesprochen. Diese entscheiden schließlich auch über die Kostenübernahme der Impfmaßnahme durch die Krankenkassen. Die individuelle Entscheidung für oder gegen eine Impfmaßnahme wird, neben einigen anderen Faktoren, hauptsächlich auf Basis einer Kosten-Nutzen-Überlegung getroffen (RKI, 2015).

Das Robert Koch-Institut berichtet im Epidemiologischen Bulletin vom 20.04.2017 über eine hohe Impfquote bei Schuleingangsuntersuchungen. Für Pertussis konnte in den Daten, die von 2015 stammen, ein Impfschutz bei 94,9% der untersuchten Kinder festgestellt werden. Dabei lag der Anteil der geschützten Kinder aus den neuen Bundesländern mit 96,4% um 1,8% höher als der in den alten Bundesländern. Diese Tendenz zeigte sich durchgängig auch bei anderen Schutzquoten für impfpräventable Erkrankungen (RKI, 2017a). Die Impfquoten bei Erwachsenen sind allerdings deutlich geringer. Bödeker und Kollegen (2015) berichten bei einer Analyse des GEDA-Datensatzes von 2012 über einen Impfanteil von nur 7,6% in der erwachsenen Bevölkerung und einem Anteil von 22% bei Haushaltsangehörigen von Säuglingen. Dieser Wert ist zu niedrig, um Säuglinge mit dem, im letzten Kapitel beschriebenen, *Cocooning*-Effekt flächendeckend schützen zu können. Auch hier zeigte sich ein signifikant höherer Impfanteil bei Menschen aus den neuen Bundeländern im Vergleich zu Personen aus den alten Bundesländern. Die höheren Impfquoten in den neuen Bundesländern sind möglicherweise dadurch zu begründen, dass die Pertussis-Schutzimpfung in der DDR routinemäßig durchgeführt wurde, während bundesweit erst 1991 die Impfung von Säuglingen und Kleinkindern empfohlen wurde (RKI, 2017b). Insgesamt zeigt die Literatur eine Evidenz für einen Unterschied in der erkrankungsübergreifenden Durchimpfungsquote zwischen den alten und den neuen Bundesländern. Über einen Unterschied im Impfstatus zwischen Personen mit Wohnsitz in einem städtischen oder ländlichen Kreis wird dagegen nicht berichtet. Dabei unterscheidet sich die Gesundheitsversorgung in den Kreisen nachweislich. Unbenommen vom Bundesland des untersuchten Planungsbereiches unterschied sich 2005 der hausärztliche Versorgungsgrad zu Gunsten städtischer Kreise (Greß & Stegmüller, 2011). Auch die Facharztdichte sowie die psychotherapeutische Versorgungsdichte sind auf dem Land geringer als in der Stadt (RKI, 2015).

Auf Grundlage der vorangegangenen Ausführungen lauten die Hypothesen der vorliegenden Arbeit wie folgt:

1.

    a. Nullhypothese: Menschen aus städtischem Gebiet unterscheiden sich **nicht** in Ihrer Inanspruchnahme der Keuchhustenimpfungen von Menschen aus ländlichem Gebiet.

    b. Alternativhypothese: Menschen aus städtischem Gebiet nehmen Keuchhustenimpfungen häufiger in Anspruch als Menschen aus ländlichem Gebiet.

2.

    a. Nullhypothese: Menschen aus den alten Bundesländern unterscheiden sich **nicht** in Ihrer Inanspruchnahme der Keuchhustenimpfungen von Menschen aus den neuen Bundesländern (plus Berlin).

    b. Alternativhypothese: Menschen aus den alten Bundesländern unterscheiden sich bei der Inanspruchnahme von Keuchhustenimpfungen von Menschen aus den neuen Bundesländern (plus Berlin).

3 Methodik

3.1 Literaturrecherche

Eine anfängliche Literaturrecherche erfolgt mit dem Ziel, erste Artikel und Arbeiten zum Thema Keuchhusten zu finden und sich mit dem Themengebiet vertraut zu machen. Die Relevanz der vorliegenden Untersuchung ergibt sich in diesem Fall allerdings schon vor der intensiveren Literatursuche aus aktuellen Veröffentlichungen des RKI. Eine grundlegende Basis für die Suche nach wissenschaftlichen Quellen stellt das Portal der Bibliothek der TU Chemnitz dar. Hier finden sich Bücher zum Thema, Artikel aus einschlägigen wissenschaftlichen Magazinen und Verweise auf elektronische Quellen. Die jeweiligen Quellenangaben bieten gute Ausgangspunkte für die vertiefende Suche und enthalten ihrerseits Quellen, so dass sich im weiteren Verlauf ein Schneeballsystem ergibt.

Zusätzlich ist über Datenbanken der Bibliothek der TU Chemnitz (Pubmed, SpringerLink) sowie Internetportale, wie das des RKI und des GBE-Bund, Fachliteratur zugänglich. Für diese Hausarbeit wurden Quellen aus dem Jahr 2000 bis 2017 verwendet.

3.2 Deskriptive Statistik & Beschreibung des Datensatzes

Mithilfe der Statistiksoftware Stata wurden ausgewählte Variablen des Datensatzes GEDA10 ausgewertet. Die GEDA-Studie ist eine repräsentative Befragung mittels computerunterstützter Telefoninterviews (Zufallsstichprobe von Telefonnummern), welche im Zeitraum September 2008 bis Juli 2009 vom Robert Koch-Institut durchgeführt wurde (RKI 2013). Insgesamt gibt es 4410 Studienteilnehmende, welche für unsere Problemstellung nicht alle infrage kommen. Eine Auswahl spezifischer Merkmale, bezogen auf die Forschungsfrage, begrenzt die Anzahl der Personen. Die Entscheidung fiel auf die Variablen *Impfstat, wo1, stadt_land, sex, SDses_score, age 5B und SDbild1*. Die Variable *Impfstat* ist aus der Variable *IPper* (Jemals Keuchhustenimpfung) neu generiert, indem sie dichotomisiert wird und nur noch die Angabe wahrgenommener oder nicht wahrgenommener Keuchhustenimpfung enthält. Auf die gleiche Weise wird die nun dichotome Variable *stadt_land* aus der Variable *ktyp4* (Siedlungsstruktur Kreistyp) generiert. Kreisfreie Großstädte und städtische Kreise zählen nun zu „stadt", ländliche Kreise mit Verdichtungsansätzen und dünn besiedelte ländliche Kreise zu „land". Diese Vorgehensweise ermöglicht bivariate Testverfahren. Tabelle 2 zeigt die verwendeten Variablen mit ihrer Codierung und Bedeutung. Zusätzlich sind die Missings aufgeführt, wobei sich nur bei der Variable *Impfstat* nach der logistischen Regression viele Missings finden lassen. Mit mehr als 3000 Personen ist die Personenanzahl für aussagekräftige Ergebnisse trotzdem noch ausreichend groß.

Tabelle 2: Für die Analyse verwendete Variablen mit Codierung, deren Bedeutung und Missings

Variable	Codierung	Bedeutung	Missings
AV: Impfstat	0=nein 1=ja	Impfstatus jemals Keuchhusten	.k=5 .w=1188
UV: wo1	1=West 2=Ost	Ost(+Berlin)/West-kennung	keine
UV: stadt_land	0=städt. 1=ländl.	Städt./ländl. Wohnregion	.=32
KV: sex	1=männl. 2=weibl.	Geschlecht	keine
KV: SDses_score	metrisch	Sozioökon. Status	7
KV: age5B	Kategorial 5jahres-Gruppen (ab 18j)	Alter	keine
KV: SDbild1	Kategorial, z.B.: 1= Hauptschule	Höchster Schulabschluss	.k=11 .w=6

Die Darstellung der absoluten Zahlen erfolgt mittels einer deskriptiven Tabelle, in welcher alle unabhängigen Variablen abgebildet sind, die möglicherweise die abhängige Variable *Impfstat* (Jemals Inanspruchnahme der Keuchhustenimpfung ja/nein) beeinflussen. Sie ist im Ergebnisteil zu finden.

Zur Untersuchung der Hypothesen ist die Erstellung eines einfachen Schemas hilfreich, welches die Beziehungen der Variablen untereinander veranschaulicht und nachfolgend in Abbildung 1 abgebildet ist. Während des wissenschaftlichen Arbeitens dient es als eine Art Grundgerüst, verhindert ein Verwechseln von Prioritäten und hilft dabei, den Überblick zu behalten.

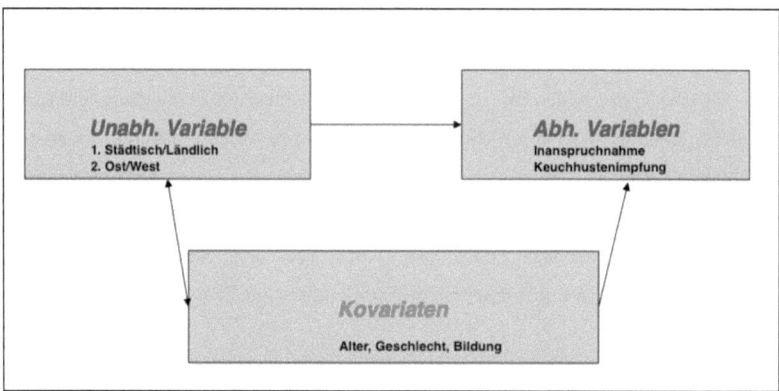

Abbildung 1: Modellierte Darstellung der abhängigen Variablen, unabhängigen Variablen und Kovariaten, eigene Darstellung

Vor der binär logistischen Regression werden bivariate Tests durchgeführt. Ursprünglich sollten der Einfluss des Hausarztes, sowie des Einkommens berücksichtigt werden. Die Überprüfung mittels chi2-Test ergab allerdings keine signifikanten Ergebnisse, sodass die Variablen nicht mit aufgenommen wurden. Der chi2-Test prüft zwei kategoriale nominale Variablen auf deren Zusammenhang. *Impfstat* wurde jeweils einzeln mittels dieses Tests auf den Zusammenhang mit den Variablen *stadt_land*, *wo1*, *sex* und *SDbild1* getestet. *SDbild1* wird von den Verfassern der Hausarbeit als kategoriale (nicht ordinale) Variable verwendet, da sie nicht eindeutig in einer auf- oder absteigenden Reihenfolge codiert ist. *SDses_score* wird vor der Testung auf Normalverteilung geprüft, was durch eine grafische Darstellung mittels Histogramm erfolgt. *SDses_score* und *Impfstat* werden mit dem t-test geprüft, da die Bildungsvariable metrisch skaliert und normalverteilt ist. Der Mann-Whitney-U-Test (MW-U; Stata- Befehl: ranksum) kann bei der Testung von *Impfstat* und *age5B* verwendet werden, da bei *age5B* keine Normalverteilung vorliegt, was mit dem Shapiro-Wilk-Test vorab festgestellt wurde. Dieser Test hat den Vorteil, dass Mittelwert und Varianz der hypothetischen Normalverteilung vorher nicht bekannt sein müssen. Tabelle 3 fasst die durchgeführten Tests auf einen Zusammenhang mit dem Impfstatus noch einmal zusammen:

Tabelle 3: Darstellung der einbezogenen Variablen mit den angewandten bivariaten Tests

Variable	Bivariater Test
stadt_land	chi2
wo1	chi2
age5B	MW-U
sex	chi2
SDbild1	chi2
SDses_score	t-test

3.3 Binär logistische Regression

Da das Outcome (Impfstatus ja/nein) binär ist, also zwei Ausprägungen hat, handelt es sich in dieser Analyse um eine binär logistische Regression, welche häufig in der Gesundheitsforschung und der Forschungspraxis allgemein genutzt wird. Die Basis bildet ein lineares Wahrscheinlichkeitsmodell, wobei der Befehl „logistic" Odds Ratios ausgibt. Der Befehl „Logit" würde hingegen die ß-Koeffizienten ausgeben. Interpretiert werden die ins Verhältnis gesetzten Chancen, also wie hoch die Wahrscheinlichkeit wäre, unter bestimmten Bedingungen, wie einem bestimmten Wohnort, gegen Keuchhusten geimpft oder nicht geimpft zu sein. Mithilfe der logistischen Regression soll eine kategoriale, meist dichotome, abhängige Variable durch mehrere unabhängige Variablen vorhergesagt werden. Die unabhängigen Variablen werden in diesem Modell also kontrolliert. Für die Arbeit mit Stata muss die abhängige Variable bei der binär logistischen Regression mit „0" und „1" codiert werden. *Impfstat* wird für das Outcome „nein" mit „0" und für „ja" mit „1" codiert. Bei der späteren Interpretation ist es wichtig, zu wissen, welches Outcome wie codiert wird, um Fehlinterpretationen zu vermeiden. Der Befehl für die logistische Regression bezogen auf die relevante Aufgabenstellung lautet wie folgt: *„logistic Impfstat i.wo1 i.stadt_land i.sex age5B i.SDbild1 SDses_score."*

Vor kategoriale Variablen wird in Stata „i." gesetzt. Bei Unsicherheit über das Variablenniveau kann in Stata mit dem Befehl „codebook" gearbeitet werden. Außerdem muss festgestellt werden, ob es zwischen den einbezogenen unabhängigen Variablen zu große Überschneidungen gibt. Dieses Problem betrifft nur kategoriale und/oder metrische Variablen, daher wird auf Kollinearität zwischen Bildung und Alter mit dem Stata-Befehl: *cor SDses_score age5B* getestet. Die binär logistische Regression gibt nicht den Erwartungswert bzw. Vorhersagewert für die abhängige Variable *Impfstat* aus, sondern den Vorhersagewert für die bedingte Wahrscheinlichkeit von *Impfstat* (Mayerl & Urban, 2010).

4 Ergebnisse

4.1 Stichprobenbeschreibung

Grundlage für die empirische Untersuchung ist eine Stichprobe von 4378 Personen im Alter zwischen 18 bis über 85 Jahren (vgl. Tabelle 4), wobei die meisten befragten Personen in der Altersgruppe 40-44 Jahre lagen.

Bezüglich der Verteilung der Geschlechter wird eine stärkere Beteiligung von Frauen mit 56,6% (2498 Teilnehmerinnen) gegenüber Männern mit 43,4% (1912 Teilnehmer) erkennbar.

Die Teilnehmenden wurden nach ihrem jeweiligen Schulabschluss in 8 Kategorieneingeteilt. Hier zeigte sich, dass die meisten der befragten Personen das Abitur oder einen Realschulabschluss abgeschlossen haben. Nur 31 Personen (0,7%) gaben an, keinen Schulabschluss zu haben.

Hinsichtlich des sozioökonomischen Status zeigte sich, dass Befragte aus städtischen Wohnregionen einen höheren sozioökonomischen Status aufweisen (12,65 Scorepunkte) als Befragte ländlicher Wohnregionen (12,0 Scorepunkte).

Die Erhebung wurde in der gesamten Bundesrepublik durchgeführt, sodass sowohl Personen aus den alten als auch Personen aus den neuen Bundesländern befragt wurden. Allerdings stammen mehr Personen der Stichprobe aus den alten Bundesländern (82,1%) als aus den neuen Bundesländern (17,9%).

Zusätzlich wurde die Wohnregion der Teilnehmenden danach differenziert, ob sie städtisch oder ländlich gelegen ist. Hier zeigte sich, dass die meisten Personen der Stichprobe (3092) in städtischen Gebieten ansässig sind, während nur 1286 Personen einen Wohnsitz in ländlichen Gebieten haben. Hierbei ist zudem zu beachten, dass in städtischen Gebieten mehr jüngere Personen leben und ältere Personen eher in ländlichen Regionen beheimatet sind.

Auf die Frage zur Keuchhustenimpfung gaben 1385 Personen (43,3%) an, jemals gegen Keuchhusten geimpft worden zu sein, während 1811 Personen – und damit die Mehrzahl der Befragten (56,7%) – im Lebensverlauf keine Keuchhustenimpfung erhielten.

Tabelle 4: Deskriptive Darstellung der analysierten Stichprobe bezüglich Geschlecht, Alter, Bildung, sozioökonomischem Status, Ost-West-Kennung und Keuchhustenimpfung, aufgeteilt nach Wohngebiet (städtisch/ländlich)

	Total (n=4.378)	pro Hundert	Städtisch (n=3.092)	pro Hundert	Ländlich (n=1.286)	pro Hundert
Geschlecht						
Männlich	1.912	43,36	1.362	44,05	538	41,84
Weiblich	2.498	56,64	1.730	55,95	748	58,16
Alter in Jahresgruppen						
18-24	487	11,12	351	11,35	136	10,58
25-29	291	6,65	216	6,99	75	5,83
30-34	330	7,54	251	8,12	79	6,14
35-39	335	7,65	239	7,73	96	7,47
40-44	552	11,92	379	12,26	143	11,12
45-49	514	11,74	373	12,06	141	10,96
50-54	447	10,21	292	9,44	155	12,05
55-59	375	8,57	241	7,79	143	10,42
60-64	314	7,17	213	6,89	101	7,85
65-69	283	6,46	201	6,5	82	6,38
70-74	261	5,96	178	5,76	83	6,45
75-79	120	2,74	83	2,68	37	2,88
80-84	68	1,55	47	1,52	21	1,63
85+	31	0,71	28	0,91	3	0,23
Bildung						
Haupt/Volksschule	951	21,8	640	20,78	311	24,26
Realschule/ mittl. Reife	1.108	25,4	758	24,61	350	27,3
POS/ 10.Klasse	215	4,93	81	2,63	134	10,45
Fachhochschulreife	495	11,35	364	11,82	131	10,22
Abitur	1.441	33,04	1.116	36,23	325	25,35
Anderer Schulabschluss	69	1,58	51	1,66	18	1,4
Ohne Schulabschluss	31	0,71	24	0,78	7	0,55
Noch keinen Schulabschluss	52	1,19	46	1,49	6	0,47
Missing (k.A.; weiß nicht)	16	0,36	12	0,39	4	0,31
Sozioökonomischer Status (Mittelwert; SD)			12,65 (3,66)		12,00 (3,58)	
Ost-West-Kennung						
West	3.595	82,12	2.708	87,58	887	68,97
Ost (mit Berlin)	783	17,88	384	12,42	339	31,03
Keuchhustenimpfung						
Ja	1.385	43,34	917	29,66	468	36,39
Nein	1.811	56,66	1.327	42,92	484	37,64
Missing (k.A.; weiß nicht)	1.193	27,05	848	27,43	334	25,98

4.2 Analytische Verfahren

4.2.1 Bivariate Testergebnisse

Zunächst erfolgt die bivariate Testung aller unabhängigen Variablen und Kovariaten mit der abhängigen dichotomen Variable. Dabei weisen alle Tests signifikante Ergebnisse auf.

Bezüglich der Ost-West-Kennung zeigt sich, dass signifikant mehr Personen aus den neuen Bundesländern gegen Keuchhusten geimpft sind, als Personen aus den alten Bundesländern. Dabei weisen mehr Personen aus ländlichen Gebieten eine Keuchhustenimpfung auf als Personen aus städtischen Gebieten. Hinsichtlich des Geschlechts ist erkennbar, dass insgesamt signifikant mehr Frauen gegen Keuchhusten geimpft sind als Männer. Auch bei den Kovariaten Alter, sozioökonomischer Status und Bildung ergeben die bivariaten Tests signifikante Zusammenhänge.

4.2.2 Multivariable Modellierung

Für die multivariable Analyse wird die binäre logistische Regression angewendet, bei deren Test auf Multikollinearität durch einen Korrelationskoeffizienten von 0,08 ausgeschlossen werden kann,

11

dass die Variablen stark miteinander korrelieren.

Die Ergebnisse der Regression (Vgl. Tabelle 5) zeigen, dass Personen aus den neuen Bundesländern unter Kontrolle von Geschlecht, Alter, Bildung und sozioökonomischem Status eine signifikante, 2,35mal so hohe Chance haben, gegen Keuchhusten geimpft zu sein, als Personen aus der Referenzkategorie der alten Bundesländer (vgl. Tabelle 2). Mit einer Wahrscheinlichkeit von 95% wird der wahre, aber unbekannte Wert zwischen 1,9 und 2,9 vom Konfidenzintervall überdeckt, wodurch von einem signifikanten Ergebnis ausgegangen werden kann.

Bezüglich der Wohnregion zeigt sich, dass Personen, die in ländlichen Regionen leben, eine 1,18mal so hohe Chance haben, eine Keuchhustenimpfung erhalten zu haben, als Personen mit Wohnsitz in städtischen Regionen. Hier muss jedoch beachtet werden, dass der Signifikanzwert p=0,051 kritisch betrachtet werden muss und nicht von einem hoch signifikanten Ergebnis ausgegangen werden kann. Dies belegt auch die Tatsache, dass das Konfidenzintervall mit einer Wahrscheinlichkeit von 95% den wahren, aber unbekannten Wert zwischen 0,9 und 1,4 überdeckt.

Tabelle 5: Ergebnisse der binären logistischen Regression mit abhängiger Variable Impfstatus, unabhängigen Variablen Ost-West-Kennung und Wohnregion, sowie Kovariaten Geschlecht, Alter, Bildung, sozioökonomischer Status

Impfstat	Odds Ratio	Std. Err.	z	P>|z|	[95% Conf. Interval]	
wo1						
Ost (inkl. Berlin)	2.345111	.2513539	7.95	0.000	1.900771	2.893323
stadt_land						
ländlich	1.178666	.0993592	1.95	0.051	.9991622	1.390418
sex						
Weiblich	1.854256	.1431234	8.00	0.000	1.593927	2.157103
age5B	.9331334	.0117841	-5.48	0.000	.9103205	.9565179
SDbild1						
Realschule/ Mittlere Reife	1.17112	.1388834	1.33	0.183	.9282333	1.477561
POS bzw. 10. Klasse (vor 1965: 8. Kl.)	2.303996	.4663083	4.12	0.000	1.549552	3.425763
Fachhochschulreife / Fachoberschule	.9768213	.1534658	-0.15	0.881	.717935	1.329062
Abitur, allgem. oder fachgeb. Hochschulreife/ EOS	1.221455	.170998	1.43	0.153	.9283528	1.607095
Anderer Schulabschluss (z.B. im Ausland)	.5278385	.1866925	-1.81	0.071	.2638989	1.055758
Schule beendet ohne Abschluss	.9322866	.4433792	-0.15	0.883	.3670565	2.367914
Noch keinen Abschluss (Sch.ler)	1.00541	.3726145	0.01	0.988	.4862725	2.078771
SDses_score	1.037065	.0148447	2.54	0.011	1.008374	1.066572
_cons	.3632497	.0632627	-5.81	0.000	.2582035	.5110324

12

5 Diskussion

5.1 Kritische Diskussion der Ergebnisse

Menschen unterscheiden sich in ihrem Keuchhustenimpfverhalten in Abhängigkeit ihrer Wohnregion. So besteht bei Menschen mit ländlichem Wohnsitz eine geringfügig höhere Wahrscheinlichkeit, dass diese Impfung jemals in Anspruch genommen wurde. Das Ergebnis ist allerdings nicht signifikant. Eine höhere Wahrscheinlichkeit für eine wahrgenommene Inanspruchnahme zeigt sich bei Menschen in den neuen Bundesländern, wobei das Ergebnis signifikant ist.

Der höhere Anteil gegen Keuchhusten geimpfter Menschen in den neuen Bundesländern lässt sich wahrscheinlich auf die allgemeine Impfpflicht in der DDR zurückführen. Auf die Erkrankung selbst hat diese Impfpflicht heute sicherlich keinen direkten Einfluss mehr, da der Impfschutz für Pertussis ohne Auffrischungsimpfung nach etwa fünf Jahren nachlässt (Berner et al., 2013, S. 436f.). Möglicherweise könnte aber die Einstellung zum Präventionsverhalten hinsichtlich übertragbarer Infektionskrankheiten eine Rolle spielen. Werte, Normen und Erfahrungen werden vor allem innerfamilär weitergegeben, auch wenn die Pflicht zur Impfung in der DDR gesetzlich vorgeschrieben war. Sind Großeltern und Eltern geimpft, ist mit höherer Wahrscheinlichkeit auch die nächste Generation geimpft. Die Existenz eines Impfausweises und die wahrgenommene Impfung der Eltern selbst kann so auch die Kinder für den gesundheitlichen Gewinn durch Impfungen sensibilisieren, weil die Eltern auf Impfungen achten, Gespräche darüber geführt werden, das Impfverhalten später in das normale Gesundheitsverhalten der Kinder einfließt und sie im Idealfall im Erwachsenenalter eher an eine Auffrischungsimpfung denken. Unter anderem aus diesem Grund könnten Erwachsene in den neuen Bundesländern eher gegen Keuchhusten geimpft sein als Erwachsene in den alten Bundesländern. Insgesamt ist diese Bereitschaft aber in Zukunft nicht gesichert, da Impfungen kritisch, jedoch oft nicht evidenzbasiert diskutiert, und die Auswirkungen durch Infektionen nicht mehr selbst erlebt werden. Heutige 40-jährige können sich eventuell noch an Berichte der Großeltern erinnern, die ein Kind wegen einer Diphterie- oder auch Keuchhusten-Epidemie verloren haben. Sie nehmen Impfungen deshalb vermutlich eher für sich und ihre Kinder in Anspruch. Die Dringlichkeit, solche Erlebnisse weiterzugeben, fällt aber zunehmend weg, wenn sie nicht selbst erlebt wurden. Daher könnte die Impfbereitschaft in Zukunft weiter abnehmen. Die sogenannte Herden- oder Populationsimmunität scheint bei Keuchhusten nicht in jedem Fall gesichert. Geimpfte Erwachsene können symptomlos erkranken und infektiöse Erreger ausscheiden. Trotzdem ist es wichtig, dass so viele Menschen wie möglich geimpft sind, um den Effekt des *Cocooning* zu fördern und zu erhalten. Am Erfolgversprechendsten scheint die Impfung von werdenden Eltern zu sein, um die Schutzlosesten, nämlich die Neugeborenen, vor einer Ansteckung zu schützen. So entsteht keine Schutzlücke dieser Gruppe bis die Säuglinge alt genug sind, selbst geimpft zu werden. Sie nehmen dann nämlich die Antikörper schon über Nabelschnurblut und später über die Muttermilch auf (Munoz & Englund, 2011).

Epidemiologische Beobachtungen, Dokumentationen, Analysen und Berichte sind aber in jedem Fall unabdingbar, um bei Krankheitsausbrüchen zeitnah reagieren zu können. Unter Umständen ist dann auch kurzfristig bei einer Erkrankung wie Keuchhusten die Einführung einer Pflichtimpfung denkbar.

Signifikante Unterschiede bei der Inanspruchnahme der Keuchhustenimpfung in städtischen und ländlichen Gebieten zeigten sich in der Analyse der vorliegenden Arbeit nicht. Dies könnte bei aktuelleren Daten, einem umfangreicheren Datensatz und einem Unterlassen der Dichotomisierung der Variable *ktyp4* anders sein. Es besteht ein Unterschied in der Inanspruchnahme, welcher aber unter Berücksichtigung der Versorgungslage, Infrastruktur und Arztbindung weiter zu erforschen ist. Möglicherweise sind die Unterschiede im Impfverhalten zwischen den Bundesländern beziehungsweise zwischen alten und neuen Bundesländern viel größer als zwischen städtischen und ländlichen Gebieten. Auch auf dem Land ist die Gesundheitsversorgung nicht so schlecht wie in Entwicklungsländern, in denen sich niedrigere Impfquoten durch kaum vorhandene Versorgung und weite Entfernungen begründen lassen. Am Beispiel Rosenheim (Bayern) lässt sich dies aufzeigen. Hier sind Stadt und Landkreis gleichermaßen von einer hohen Anzahl an Keuchhustenfällen betroffen, welche auf eine niedrige Impfrate zurückzuführen ist. Bayern hat insgesamt eine niedrige Durchimpfungsrate, zwischen Stadt und Land gibt es kaum Unterschiede. Das Gesundheitsamt Rosenheim ruft deshalb zur Impfung auf (Landkreis Rosenheim, 2018). Das nicht signifikante Ergebnis zwischen Stadt und Land spricht für eine gute Versorgung innerhalb des Gesundheitssystems in Deutschland mit wenig Ungleichheiten hinsichtlich des Zugangs und der Nutzung.

5.2 Kritische Reflexion der analytischen Methoden

Die Analyse in der vorliegenden Arbeit unterliegt Einschränkungen, die bei der Interpretation und Beantwortung der Fragestellung zu beachten sind. So muss an dieser Stelle erwähnt werden, dass die abhängige Variable *Impfstat* für die Beantwortung der Fragestellung nur bedingt geeignet ist, da diese lediglich die Information beinhaltet, ob die befragten Personen jemals eine Impfung gegen Keuchhusten erhielten oder nicht. Informationen über den Zeitpunkt der Impfung gegen Keuchhusten, sowie über erfolgte oder nicht erfolgte Auffrischungen stehen nicht zur Verfügung, weshalb über den wirklichen Keuchhusten-Impfstatus der Personen keine Aussagen getroffen werden können.

Ein Informationsverlust bezüglich detaillierterer Angaben über spezifische Siedlungsstrukturen (Kreistypen) muss auch bei der unabhängigen Variable *stadt_land* in Kauf genommen werden. Diese wurde – wie bereits beschrieben – aus der Variable *ktyp4* mit vier Ausprägungen dichotomisiert, sodass ein besserer Vergleich städtischer und ländlicher Wohnregionen möglich wurde. Zudem hätten unter erweitertem Umfang weitere Kontrollvariablen einbezogen werden können, welche für die Fragestellung bedeutend sein können. Zu nennen wären hier zum Beispiel Berufsstatus, Einkommen oder Versicherungstyp. Interessant wäre auch der Einbezug der regionalen Verteilungen *reg7,* die eine Einteilung in die sogenannten Nielsen-Gebiete vornimmt. Diese Variable bietet möglicherweise zusätzliche Informationen zur regionalen Verteilung.

Ein weiterer Aspekt, welcher kritisch betrachtet werden sollte, ist der Effekt der sozialen Erwünschtheit bei der Beantwortung der Fragen der GEDA-Studie. Die Erhebung der GEDA-Daten erfolgte durch eine telefonische Befragung mit zufallsgenerierter Festnetzabfrage, weshalb der Effekt der sozialen Erwünschtheit nicht ausgeschlossen werden kann. Problematisch erscheinen dabei auch Erinnerungsschwierigkeiten. Zusätzlich sollte an dieser Stelle auch bedacht werden, dass der Festnetzanschluss in Haushalten junger Menschen an Bedeutung verliert, sodass jüngere Personen möglicherweise schlechter erfasst werden konnten als ältere Personen. Somit ist eine ungewollte Selektion hinsichtlich des Alters möglich.

Weiter ist zu erwähnen, dass der GEDA- Datensatz bereits 2010 erhoben wurde und somit keine aktuellen Daten zur Verfügung stellt, während die bearbeitete Literatur der Arbeit größtenteils aktuell ist. Daher sind inhaltliche Abweichungen denkbar. Auch die Tatsache, dass zur Analyse lediglich 20% des gesamten Datensatzes zur Verfügung standen, könnte die Güte der Analyse sowie deren Repräsentativität beeinträchtigen.

6 Schlussfolgerung

Insgesamt kann festgestellt werden, dass die Wohnregion von Personen einen Einfluss auf die Inanspruchnahme der Keuchhustenimpfung hat. Vor allem der Wohnort in den neuen bzw. alten Bundesländern zeigt signifikante Unterschiede bei der Inanspruchnahme der Keuchhustenimpfung. Begründet werden könnten die höheren Impfquoten in den neuen Bundesländern möglicherweise durch die obligatorische Schutzimpfung gegen Pertussis in der DDR, während Empfehlungen für die Keuchhustenimpfung bundesweit erst seit 1991 existieren. Generell ist, damit plausible Faktoren für das unterschiedliche Keuchhusten-Impfverhalten identifiziert werden können, weitere Forschung erforderlich.

Dies ist bezüglich des Zusammenhangs der Wohnregion mit dem Keuchhusten-Impfverhalten festzustellen. Bei der Literatursuche wurde deutlich, dass hier ein großer Bedarf an weiterer Forschung besteht, da keine Evidenz zur Erklärung der Unterschiede im Impfverhalten von Personen aus städtischen, bzw. ländlichen Gebieten vorhanden ist. Da sich die Gesundheitsversorgung zwischen unterschiedlichen Kreistypen jedoch unterscheidet (Greß und Stegmüller, 2011; RKI, 2015), ist davon auszugehen, dass sich dementsprechend auch das Impfverhalten unterscheidet. Somit sind an dieser Stelle epidemiologisch weitere Beobachtungen, Analysen und Dokumentationen von Nöten.

LITERATURVERZEICHNIS

Adis Medical Writers. (2018). Routine maternal immunization against seasonal influenza, pertussis and tetanus protects the mother, fetus and young infant. *Drugs & Therapy Perspectives*, *34*(2), 62–66. https://doi.org/10.1007/s40267-017-0471-1.

Milde-Busch,   A.   (2017).   Keuchhusten   (Pertussis).   Verfügbar   unter https://www.rki.de/DE/Content/Infekt/EpidBull/Merkblaetter/Ratgeber_Pertussis.html [18.02.2018].

Bödeker, B., Remschmidt, C., Müters, S., & Wichmann, O. (2015). Impfquoten unter Erwachsenen in Deutschland für die Impfungen gegen saisonale Influenza, Tetanus und Pertussis. *Bundesgesundheitsblatt - Gesundheitsforschung - Gesundheitsschutz*, *58*(2), 174–181. https://doi.org/10.1007/s00103-014-2097-y.

Damm, O., Witte, J., Wetzka, S., Prosser, C., Braun, S., Welte, R., & Greiner, W. (2016). Epidemiology and economic burden of measles, mumps, pertussis, and varicella in Germany: a systematic review. *International Journal of Public Health*, *61*(7), 847–860. https://doi.org/10.1007/s00038-016-0842-8.

Füßler, C. (2018, 18 Januar). 'Zunahme der Keuchhusten-Fälle'. ZDF Nachrichten. Verfügbar unter: https://www.zdf.de/nachrichten/heute/mehr-keuchhusten-faelle-in-deutschland-100.html [20.02.2018].

Greß, S., & Stegmüller, K. (2011). *Gesundheitliche Versorgung in Stadt und Land: ein Zukunftskonzept; Expertise für die Friedrich-Ebert-Stiftung*. Wiesbaden: Friedrich-Ebert-Stiftung.

Landkreis Rosenheim. (2018). *Zunahme der Keuchhustenerkrankungen in Stadt und Landkreis Rosenheim*. Verfügbar unter: https://www.landkreis-rosenheim.de/#{5} [22.02.2018].

Liese, J.G., Heininger, U., Hellenbrand, & W., Riffelmann, M. (2013). Pertussis. In Deutsche Gesellschaft für Pädiatrische Infektiologie, & Berner, R. (Hrsg.). *DGPI Handbuch: Infektionen bei Kindern und Jugendlichen* (6. Vollständig überarbeitete Auflage) (S. 434-439). Stuttgart: Thieme.

Dröber, A., Drude, C., Villwock, U., Anderson, K. A., & Anderson, L. E. (Hrsg.). (2004). *Springer-Lexikon Pflege* (3., überarb. und aktualisierte Aufl). Berlin: Springer.

Mayerl, J., & Urban, D. (2010). *Binär-logistische Regressionsanalyse: Grundlagen und Anwendung für Sozialwissenschaftler*. Stuttgart: Inst. für Sozialwissenschaften.

Munoz, F. & Englund, J. (2011). Infant Pertussis: Is Cocooning the Answer?, *Clinical Infectious Diseases*, Volume 53, Issue 9, 1 November 2011, Pages 893–896. https://doi.org/10.1093/cid/cir542).

Robert Koch-Institut, Abteilung für Epidemiologie und Gesundheitsmonitoring. (2013). Gesundheit in Deutschland aktuell 2010 (GEDA 2010). Public Use File 3. Version (20 Prozent).

Robert Koch-Institut (Hrsg.). (2014). Keuchhusten-Erkrankungen in den neuen Bundesländern, 2002 bis 2012,   (1),   1–14.   Berlin.   Verfügbar   unter: https://www.rki.de/DE/Content/Infekt/EpidBull/Archiv/2014/Ausgaben/01_14.pdf?__blob=publicationFile [18.02.2018].

Robert Koch-Institut (Hrsg.). (2015). *Gesundheit in Deutschland: Gesundheitsberichterstattung des Bundes: gemeinsam getragen von RKI und DESTATIS*. Berlin: Robert Koch-Institut. Verfügbar unter:

https://www.destatis.de/DE/Publikationen/Thematisch/Gesundheit/Gesundheitszustand/Gesundhei tInDeutschlandPublikation.pdf?__blob=publicationFile [18.02.2018].

Robert Koch-Institut (Hrsg.). (2017a). Impfquoten bei der Schuleingangsuntersuchung in Deutschland 2015, (16), 137–142. Berlin. Verfügbar unter: https://www.rki.de/DE/Content/Infekt/EpidBull/Archiv/2017/Ausgaben/16_17.pdf?__blob=public ationFile [18.02.2018].

Robert Koch-Institut (Hrsg.). (2017b). Workshop Bericht: Drei Jahre bundesweite Keuchhusten-Meldepflicht, (21), 187–200. Berlin. Verfügbar unter: https://www.rki.de/DE/Content/Infekt/EpidBull/Archiv/2017/Ausgaben/16_17.pdf?__blob=public ationFile [18.02.2018].

Weigel, M., Weitmann, K., Rautmann, C., Schmidt, J., Bruns, R., & Hoffmann, W. (2014). Impact of physicians' attitude to vaccination on local vaccination coverage for pertussis and measles in Germany. *European Journal of Public Health*, *24*(6), 1009–1016. https://doi.org/10.1093/eurpub/cku013.

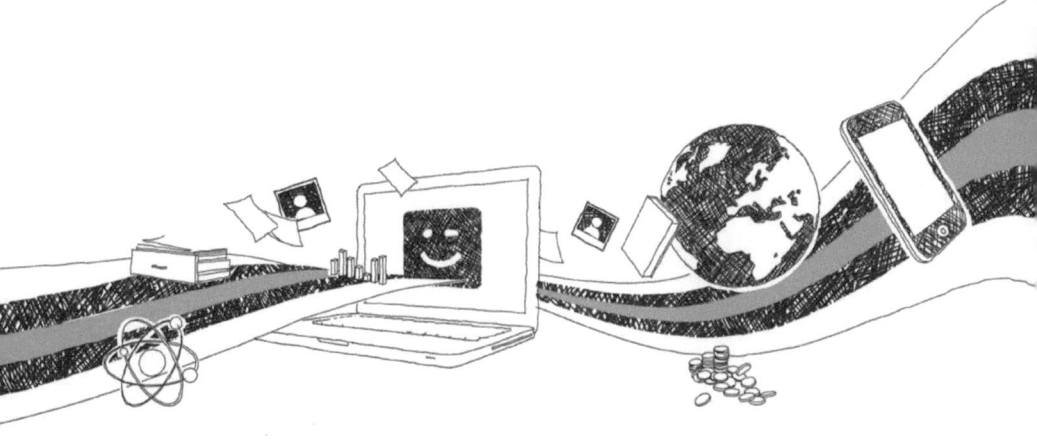
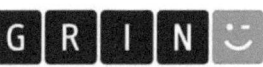